DES COMPLICATIONS

DES

FRACTURES DE LA CLAVICULE

ET EN PARTICULIER

DE LA BLESSURE DU POUMON

PAR

Le Dr Auguste MERCIER,

Medecin de la Marine.

PARIS

A. PARENT, IMPRIMEUR DE LA FACULTÉ DE MÉDECINE

A. DAVY, SUCCESSEUR

29-31, RUE MONSIEUR-LE PRINCE, 29-31

1881

DES COMPLICATIONS

DES

FRACTURES DE LA CLAVICULE

ET EN PARTICULIER

DE LA BLESSURE DU POUMON

PAR

Le Dr Auguste MERCIER,

Médecin de la Marine.

❈

PARIS

A. PARENT, IMPRIMEUR DE LA FACULTÉ DE MEDECINE

A. DAVY, SUCCESSEUR

29-31, RUE MONSIEUR-LE-PRINCE, 29-31

1881

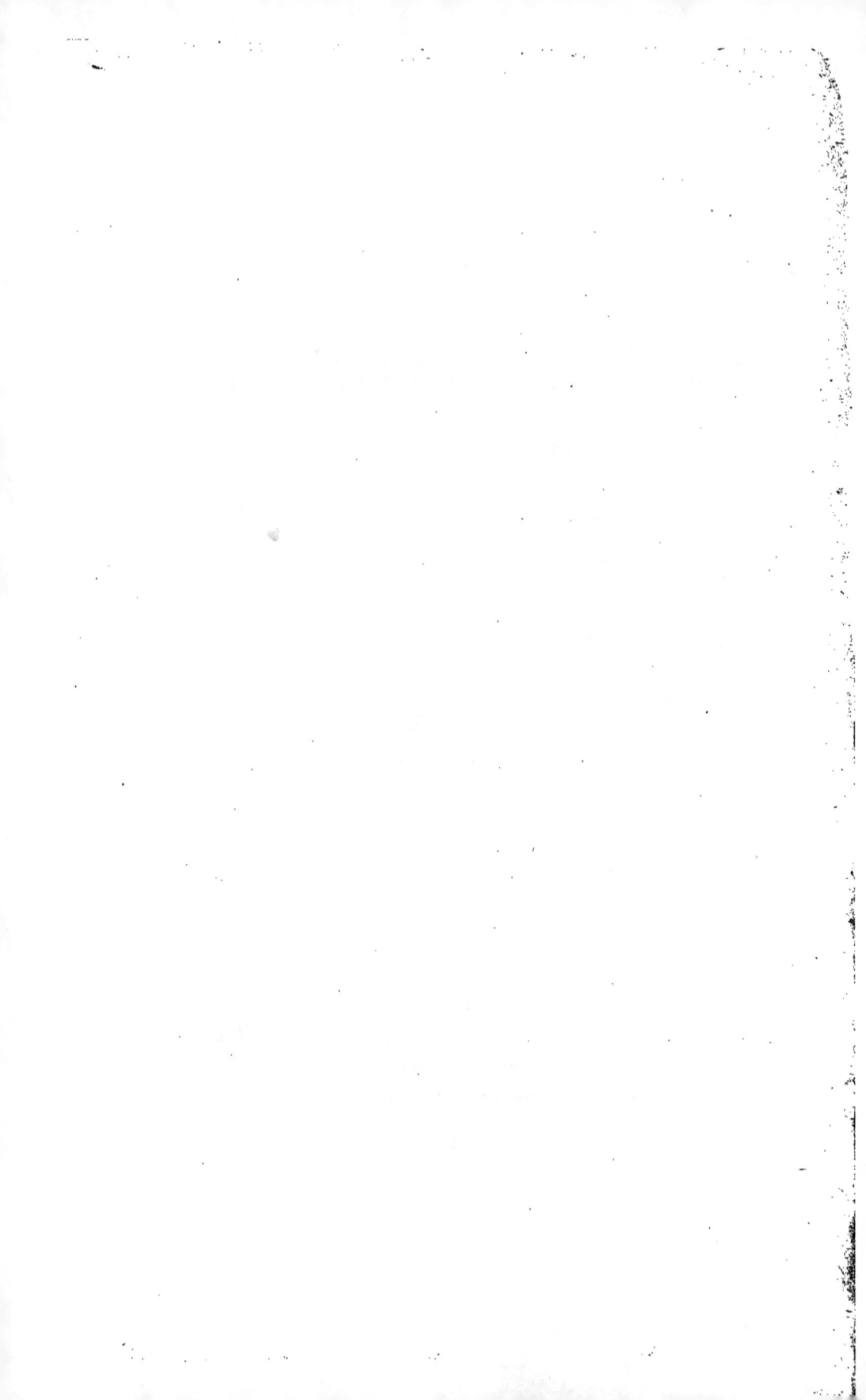

A LA MÉMOIRE DE MON PÈRE
ET DE MON ONCLE

A MA MÈRE

A MA TANTE

A MON GRAND-PÈRE

A MES FRÈRES, A MA SŒUR

A MES PARENTS

A MES AMIS

DES COMPLICATIONS

DES

FRACTURES DE LA CLAVICULE

ET EN PARTICULIER DE LA BLESSURE DU POUMON

INTRODUCTION.

Dans l'étude que nous avons entreprise au sujet des complications qui peuvent accompagner les fractures de la clavicule, nous n'avons en vue que celles qui surviennent à la suite des fractures ordinaires et non les complications qui se produisent après une blessure de guerre. Les blessures par armes à feu peuvent déterminer des délabrements divers qui n'ont pas lieu de surprendre.

Les fractures communes de la clavicule, au contraire, ne se compliquent pas volontiers de plaie des vaisseaux ou des nerfs, bien que certains exemples en soient rapportés, comme nous le verrons plus loin.

Mais si les plaies des vaisseaux artériels et veineux (artère et veine sous-clavières) des nerfs se rencontrent quelquefois, il est une autre complication, extrêmement rare, à la suite de la fracture qui nous occupe : nous voulons parler de la blessure du poumon.

Les recherches que nous avons faites, dans les auteurs de chirurgie et dans les bibliographies, ne nous en ont fait découvrir que trois cas. Nous avons eu l'occasion d'en observer un quatrième à l'hôpital de la Charité, et l'interne de M. le Dʳ Després, M. Gibier (de Savigny), a bien voulu nous en communiquer l'observation. Nous lui adressons ici nos remercîments.

C'est ce dernier fait qui nous a engagé à faire des recherches dans le but d'établir la fréquence et les règles de cette espèce de complication et en même temps des autres complications propres à la fracture de la clavicule. Nous laisserons, en conséquence, de côté les complications qui peuvent être communes à toutes les fractures en général, ou nous les citerons pour mémoire seulement. Après un court aperçu, pour rappeler les rapports de la clavicule, nous étudierons successivement les blessures des vaisseaux compliquant les fractures de cet os, les blessures des nerfs. Ces accidents sont, pour ainsi dire, primitifs, et parmi eux, nous décrirons surtout les accidents qui surviennent du côté du poumon. Les accidents consécutifs, que je puis appeler secondaires, seront décrits ensuite dans une deuxième partie de notre travail. Parmi ces dernières complications, les plus remarquables sont : les paralysies résultant de la compression des nerfs par un cal exubérant; et l'absence de consolidation, de réunion des fragments, d'où résulte une pseudarthrose.

PREMIÈRE PARTIE

---

§ I.

RAPPORTS DE LA CLAVICULE (1)

En raison de la situation superficielle de la clavicule et de sa structure, et aussi parce qu'elle est placée dans une région exposée aux chocs extérieurs, on se rend très bien compte de la fréquence des fractures directes, dont elle est le siège. Les fractures par causes indirectes se comprennent également, si l'on considère les courbures de cet os et la solidité des liens qui l'unissent au sternum, de telle sorte que les deux os ainsi fixés représentent une colonne grêle à courbures multiples, supportant tout le poids du corps dans une chute de l'épaule.

La face supérieure de la clavicule offre des rapports peu importants à notre point de vue. Elle fait relief sous la peau, dont la séparent le muscle peaucier placé entre les deux feuillets du fascia sous-cutané et quelques filets des branches inférieures du plexus cervical superficiel.

(1) Sappey. Anatomie descriptive. — Cruveilhier. Anatomie descriptive. — Richet. Anatomie chirurgicale. — Tillaux. Anatomie topographique.

La face inférieure croise la première côte en dedans à angle aigu. A sa partie moyenne, elle est séparée de la première côte 1° par le muscle sous-clavier, 2° par les vaisseaux sous-claviers, 3° par les nerfs du plexus brachial.

En dedans, la clavicule n'est séparée du tronc veineux brachio-céphalique que par la partie externe des muscles sterno-hyoïdien et sterno-thyroïdien, lesquels, comme on le sait, sont très minces. On peut facilement admettre la possibilité de la blessure de ce vaisseau, dans le cas de blessure en bec de flûte très allongé, le fragment externe étant rejeté en arrière et en dedans. On ne possède cependant pas d'observations de cas semblable.

Dans sa moitié interne, le bord postérieur de la clavicule est en rapport immédiat avec la veine sous-clavière. Cette veine, du reste, lui est fixée par un feuillet aponévrotique. Un peu plus profondément, on trouve le muscle scalène antérieur, et derrière ce muscle se voit l'artère sous-clavière ; un peu au-dessus et en arrière de l'artère passent les nerfs du plexus brachial.

Ces organes peuvent être comprimés dans un abaissement forcé du bras. La clavicule s'abaissant sur la première côte diminue l'angle que ces deux os limitent entre eux et dont le sommet est au sternum. Cette disposition même peut faire comprendre, *a priori*, comment la veine, qui se trouve à la partie la plus interne, est plus comprimée que l'artère située plus en dehors et surtout que les nerfs du plexus brachial placés plus près de la base du triangle. Le muscle sous-clavier

rétrécit encore l'aire du triangle, mais en même temps
il sert de coussin protecteur aux organes qui passent
au-dessous de lui.

Enfin, en arrière, à une hauteur qui varie suivant
les sujets, on rencontre la plèvre ou du moins le cul-de-
de sac supérieur de cette séreuse qui loge le poumon.
Chez quelques sujets, le sommet de la plèvre est placé
presque au niveau de la clavicule. Chez d'autres, il est
situé au-dessous de ce niveau, à un centimètre au-dessus de la première côte.

Il semblerait, au premier abord, ces rapports étant
connus, que les blessures du poumon par des esquilles
dussent être plus communes qu'elles ne le sont en réa-
lité ; mais on comprend mieux leur rareté, lorsque
l'on se rappelle la position de la clavicule par rapport
à la première côte. Le fragment interne, outre qu'il
est soutenu, relevé par le sterno-mastoïdien, rencontre
la première côte qui l'arrête, lorsqu'un choc le pro-
jette en bas. Le muscle sous-clavier et le ligament
costo-claviculaire l'empêchent d'être entraîné en
arrière.

Quant au fragment externe, retenu par les ligaments qui l'unissent à l'apophyse coracoïde et à l'acro-
mion, il ne peut généralement pas descendre assez
profondément et blesser le poumon, à moins que la
cause de la fracture continue à agir et que les esquilles
soient aiguës et tranchantes.

Il était indispensable de rappeler sommairement
ces rapports ; nous aurons à leur faire allusion maintes
fois dans le cours de notre travail.

Nous n'insisterons pas sur le mécanisme de l'abais-

sement du fragment externe et de l'élévation du fragment interne ; les causes de cette disposition des
fragments sont suffisamment connues et développées
dans tous les auteurs. Nous nous contenterons de
rappeler que l'insertion du muscle sterno-mastoïdien
à la partie interne de la face supérieure de la clavicule contribue puissamment à élever cette portion de
l'os lorsqu'elle est séparée du reste de la clavicule.

Quant au fragment externe, le plus souvent, lorsqu'il est complètement détaché, il chevauche et glisse
au-dessous de l'autre. Il n'en est évidemment pas toujours ainsi, et nous sortirions de notre sujet si nous
voulions décrire les différentes positions, les déplace-
ments variés, susceptibles d'être affectés par les fragments. Mais il est un point que nous voulons, dès maintenant, faire ressortir : c'est que la blessure du poumon, quand elle a lieu, est constamment produite par
le fragment externe. Du moins, il en est ainsi dans les
trois cas observés jusqu'à ce jour, et c'est également
ce qui s'est présenté dans le quatrième cas que nous
rapportons dans ce travail.

§ II.

HISTORIQUE.

Sans remonter jusqu'à Hippocrate (1), qui, cependant, a dit que les fractures de la clavicule n'étaient
pas graves, si nous consultons les auteurs modernes,

(1) Hippocrate. Traduct. de Littré, t. IV, p. 119, § 14.

nous voyons que la plupart d'entre eux ne mentionnent que pour mémoire les complications de la fracture en question, intéressant les vaisseaux et les nerfs ;
d'autres eu rapportent des exemples, mais bien peu
parlent des complications pulmonaires, ou plus exactement des déchirures du poumon.

En ce qui concerne cette dernière complication,
nous ne la voyons pas mentionnée en 1751, dans le
traité de Duverney (1), qui emprunte à Mead un pas-
sage qu'il cite dans son article sur les complications
de la fracture de la clavicule : « Au mois de dé-
cembre, un matelot se cassa une clavicule qui fut re-
mise aussitôt, et dont la réunion se fit en peu de
temps. On ôta tout l'appareil au mois de janvier, et il
se servit de son bras comme auparavant. Au mois
d'avril suivant, comme il se suspendait par le bras, la
même clavicule se désunit, et le calus devint comme
auparavant. » On voit que cet auteur s'était appliqué
à rechercher les complications de cette fracture.

En 1812, dans un traité intitulé : *Œuvres de chirurgie pratique, civile et militaire*, paru à Montpellier, Vigarous (2) cite un cas d'emphysème monstrueux,
instantanément survenu après une fracture de la clavicule. Velpeau (3) cite également un cas d'emphysème survenu à la suite d'une rupture de la clavicule
(1833).

Huguier (4), 1847, en rapporte un troisième cas, et

(1) Duverney. Traité des maladies des os, p. 32, 1751.
(2) Vigarous. OEuvres de chirurgie pratique civile et militaire.
Montpellier, 1812.
(3) Velpeau. Traité d'anatomie des régions, t. II, p. 454.
(4) Huguier. Gaz. des hôpit., p. 315, 1847.

c'est tout. Nos recherches, pour en trouver d'autres
exemples, sont demeurées stériles. Quant aux auteurs
qui, plus récemment, se sont occupés de la question,
nous n'avons pas vu qu'ils aient eu connaissance de
ces faits. Cloquet et Bérard (1), dans leur article du
Dictionnaire en 30 volumes, n'en parlent pas.

Il en est de même de Malgaigne (2) dans son traité
spécial où il dit, même à propos des vaisseaux et des
nerfs : « Je ne sache pas que ces organes aient été
lésés à l'occasion d'une fracture de la clavicule. ».

L'article Clavicule, du nouveau *Dictionnaire de médecine et de chirurgie pratiques*, rédigé par MM. Richet
et Després (3), ne contient aucune allusion à cette
complication, et ces auteurs nient même l'existence
de faits établissant la blessure des vaissseaux sous-
claviers.

Nélaton (4), dans l'article qu'il consacre à la fracture de la clavicule, se contente d'écrire à propos des
complications : « Outre les complications communes
à toutes les fractures, telles que contusion, épanchement de sang, plaie issue des fragments, il faut noter,
comme propre aux fractures de la clavicule, la blessure de la veine ou de l'artère sous-clavière par un
des fragments, accident très rare, dont on ne possède
qu'un très petit nombre d'exemples ; et la déchirure
du plexus brachial, ou la contusion décrite par Desault

---

(1) Cloquet et Bérard. Art. Clavicule du Dictionn. en 30 vol.
(2) Malgaigne. Traité des fractures et des luxations, t. I.
(3) Richet et Després. Nouv. Dict. de méd. et de chirurg.
(4) Nélaton. Traité de pathologie interne.

sous le titre de *Commotion du plexus*. » Mais il ne mentionne nullement les plaies du poumon.

Follin (1) ne paraît pas avoir connu davantage le genre de complication auquel nous faisons allusion. Ainsi il écrit : « Les complications ordinaires sont la contusion, les plaies, l'épanchement de sang, etc. Quand la lésion a été produite par une violence directe, et surtout quand la fracture est comminutive, la veine et l'artère sous-clavières sont quelquefois blessées par l'un des fragments. Un grand ministre anglais, sir Robert Peel, succomba après une chute de cheval dans laquelle il s'était fracturé la clavicule gauche ; au-dessus de cette fracture, existait un gonflement aussi large que la main, et qui battait avec le synchronisme des battements du cœur. On a pu supposer, dans ce cas, une blessure des vaisseaux artériels. On a aussi observé la déchirure des nerfs du plexus brachial ou la contusion de ce plexus. »

L'article le plus complet qui ait été écrit sur la matière dans ces dernières années est dû à M. Polaillon, agrégé de la Faculté, chirurgien des hôpitaux (2). La plupart des renseignements que l'on trouve dans notre travail sont puisés à cette source. L'ouvrage de M. Polaillon a paru en 1874-1875 ; les recueils consultés par nous ne mentionnent aucune observation analogue à celle que nous consignons tout d'abord dans le prochain paragraphe.

Nous pouvons maintenant aborder l'étude des com-

(1) Follin et Duplay. Pathologie externe, t. II, p. 849.
(2) Polaillon. Art. Clavicule, in Dictionn. encyclopéd. des sciences médicales.

plications de la fracture de la clavicule en général et les plaies du poumon en particulier.

Comme on pourra le remarquer, pour un certain nombre d'observations, nous nous contentons de les résumer en quelques lignes. Il nous eût été facile d'en remplir plusieurs pages ; mais nous préférons ne citer entièrement que celles qui nous intéressent d'une façon plus particulière.

§ III.

BLESSURES DU POUMON A LA SUITE DE LA FRACTURE DE LA CLAVICULE. — OBSERVATIONS.

L'observation inédite, que nous apportons à l'appui de notre thèse, est remarquable à plusieurs points de vue.

Il est à remarquer tout d'abord que la complication qui s'est produite n'a pas nécessité un choc considérable; il est vrai que la déchirure du poumon était peu large, car la cicatrisation s'est faite rapidement. Il n'y a pas eu d'hémoptysie ni un emphysème « monstrueux » comme dans le cas de Vigarous (1), rapporté plus loin. On ne peut cependant pas invoquer, pour expliquer la production pour ainsi dire facile de cette plaie pulmonaire, l'existence d'anciennes adhérences qui, ayant fixé le poumon à la paroi thoracique, expliqueraient aisément sa déchirure et l'emphysème sous-cutané qui en a été la suite.

(1) Vigarous. Loc. cit.

Un autre point intéressant de cette observation est l'absence de consolidation due, sans aucun doute, aux mouvements que n'a cessé de faire la malade. Sans être fréquentes, les pseudarthroses sont cependant infiniment moins rares que les plaies du poumon avec emphysème.

Enfin notons subsidiairement le peu de douleur occasionnée par cette fracture qui permettait à la malade de se servir de son membre.

La blessure du poumon, compliquant une fracture de la clavicule, ne semble pas autrement grave. Les trois cas rapportés avant nous n'ont pas eu de suite fatale, et, dans l'observation I, nous voyons la fracture se comporter comme une fracture simple, avec cette seule différence qu'au lieu de se consolider le cal se forme séparément pour chaque fragment et qu'il en résulte une pseudarthrose.

Doit-on admettre une corrélation entre l'emphysème sous-cutané résultant d'une déchirure du poumon et la non-consolidation des fragments? Est-il possible que l'air pénètre jusque dans le foyer de la fracture et qu'il agisse là comme le liquide synovial dans la fracture de la rotule dont il empêche la réunion osseuse? Nous ne le croyons pas. Il est plus rationel d'incriminer l'imprudence de la malade, qui n'a cessé de faire des mouvements intempestifs. Ne voit-on pas des fractures compliquées de plaies, mettant les fragments osseux en contact avec l'air, se terminer par réunion osseuse? Au surplus, si nous examinons les observations II, III et IV, nous remarquons que, dans l'observation II, la réunion se fait par un cal et que le malade guérit radicalement.

Dans les deux dernières observations, il n'est pas dit que la fracture se soit terminée par une pseudarthrose.

Le pronostic de cette complication semble donc être peu sérieux, quand elle existe seule.

Quant au traitement, nous en parlerons à propos de l'observation II.

OBSERVATION I. — Fracture de la clavicule. — Plaie du poumon produite par le fragment externe. — Emphysème sous-cutané. — Pseudarthrose. (Observation inédite, communiquée par M. Gibier (de Savigny), interne des hôpitaux.)

La nommée Françoise Bastien, âgée de 60 ans, célibataire, femme de ménage, entre, le 30 mai 1881, à l'hôpital de la Charité, dans le service de M. le Dr Després, salle Sainte-Rose, lit n° 7. Au moment où elle se présente à la consultation, cette femme, dont le caractère est très bizarre et fait penser tout d'abord à l'aliénation mentale, raconte qu'elle est dans l'état où nous la trouvons depuis huit jours.

Il y a huit jours, en passant le soir près d'une boutique dont les volets, de dimensions très hautes, étaient appuyés contre le mur, elle reçut l'un d'eux sur l'épaule. Ce volet avait été violemment soulevé par le vent et s'était abattu sur la clavicule droite qu'il avait frappée de champ. La malade perdit aussitôt connaissance et fut transportée chez elle, où elle demeura pendant huit jours sans soins particuliers. L'examen de la partie malade nous fait découvrir une

tumeur située sur la clavicule droite, à l'union de son
tiers externe avec ses deux tiers internes, tumeur qui
n'est autre chose qu'un cal au huitième jour. La tuméfaction est profonde et assez considérable autour
de la clavicule. On sent encore la mobilité des deux
fragments. Cette mobilité est due à ce que la malade,
qui déclare ne pas avoir beaucoup souffert depuis son
accident, n'a pas cessé de se servir un peu de son
bras. M. Després met cette absence de douleur sur le
compte de l'état mental de cette femme, les aliénés
étant moins sensibles à la douleur.

Une ecchymose peu considérable et déjà en voie
de disparition existe au niveau du creux sous-claviculaire. L'attitude de la malade est celle qui caracté-
rise les fractures de la clavicule. Mais ce qui nous
frappe surtout, c'est un gonflement de toute la partie
supérieure du corps, moins la tête. Les dépressions
normales ont disparu. Cela ressort d'autant plus que
cette femme est très maigre. En pressant sur les points
qui sont le siège de ce gonflement, on sent la crépitation neigeuse, caractéristique de la présence d'un épanchement gazeux dans le tissu cellulaire sous-cutané.

Nous recherchons s'il n'existe aucune ouverture,
aucune solution de continuité des téguments, s'il n'y
a pas de fracture de côtes. Il n'y en a pas de trace. De
plus, la malade est essoufflée, gênée pour respirer, de
sorte qu'elle ne veut tolérer aucun appareil. Elle nous
dit qu'au début, dans les trois premiers jours qui ont
suivi son accident, il lui était encore plus difficile de
respirer. Nous ne pouvons donc songer qu'à une déchirure de la plèvre et du poumon, produite par le

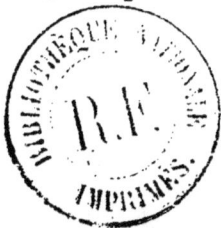

fragment externe de la clavicule qui est très enfonc et ayant déterminé l'emphysème du tissu cellulaire sous-cutané. Quant au fragment interne, il fait une saillie très considérable et soulève les téguments.

L'emphysème précité occupe le cou, surtout du côté droit, la partie postérieure du tronc jusqu'aux lombes, les aisselles, les bras, le creux sous-claviculaire et le haut de la poitrine. Les seins, surtout celui du côté droit, sont occupés par l'emphysème ; le gaz épanché dans le tissu cellulaire de la mamelle la maintient presque horizontalement. En pressant, on peut en apprécier la légèreté et percevoir en même temps une crépitation profonde.

La percussion du thorax, à droite, ne révèle en avant et en arrière qu'une sonorité peu considérable, sonorité qui est cependant plus grande de ce côté qu'à gauche ; comme la malade éprouve moins de dyspnée que dans les premiers jours, comme l'on ne constate pas les signes du pneumothorax, il y a lieu de penser que la plaie du poumon s'est cicatrisée, et que cet organe, s'il s'est affaissé, a repris à peu près son volume normal.

Le murmure vésiculaire s'entend plus faiblement que du côté sain. Les vibrations thoraciques sont à peu près normales, surtout à la base.

Depuis le début de son affection, la malade n'a pas eu de fièvre ; elle n'a ni toussé, ni craché de sang.

Interrogée dans ce sens, elle nous dit qu'elle s'est toujours bien portée. Jamais de toux, jamais d'hémoptysie ni de pleurésie. En présence de cette plaie du poumon, il fallait, en effet, songer à la possibilité d'une affection ancienne ayant déterminé des adhérences du sommet de cet organe à la plèvre pariétale. Cette hypothèse semble devoir être écartée.

31 mai. Même état. On a appliqué un bandage que la malade a défait. Elle déclare ne vouloir aucun appareil, parce qu'elle ne souffre pas. On lui met une simple écharpe.

Température 37° 5.

1er juin. La mobilité persiste entre les fragments. La malade se sert facilement de son bras qu'elle porte à la tête.

Température 37°.

Le 2. L'emphysème a un peu diminué. Il descend moins bas en arrière. Les mamelles sont un peu moins gonflées. Température normale.

La malade se lève.

Le 5. L'emphysème a encore diminué. Les mamelles sont flasques et pendantes. La crépitation n'existe plus qu'au niveau de la fosse sous-épineuse, dans le creux sous-claviculaire, à la partie supérieure des seins et dans le creux axillaire. La malade se plaint de douleur à l'épaule. On lui applique 20 pointes de feu et un sinapisme derrière le moignon de l'épaule.

Le 12. Encore un peu d'emphysème dans les points signalés le 5. La malade se sert de son bras.

Le 15. On ne sent plus qu'une légère crépitation dans le creux sous-claviculaire et au-dessus des seins.

Le 20. L'emphysème a disparu.

Le 22. La pseudarthrose est formée; les mouvements persistent. La malade demande à sortir. Exeat.

Obs. II. — Fracture de la clavicule. — Plaie du poumon produite par le fragment externe. — Emphysème sous-cutané. (Vigarous. OEuvres de chirurgie pratique. Montpellier, 1812.

Un voiturier, âgé de 34 ans, fort et vigoureux, conduisait tranquillement sa charrette sur la grande route, lorsqu'un loup, qui la traversait d'un pas lent, épouvanta tellement ses mules, que ces animaux prirent incontinent la course, malgré le pesant fardeau qu'elles traînaient, dans une direction telle que la charrette allait être précipitée et versée. Il accourt au plus vite pour mettre ses bestiaux dans la bonne voie et les arrêter. Il y parvient, en effet, mais il reçoit un coup si violent d'un des bras de la voiture, qu'il lui fracture la clavicule gauche. Sans doute cette fracture était en bec de flûte assez aigu, puisque la portion humérale de cet os perça la plèvre qui ferme la poitrine supérieurement à côté des muscles scalènes, sans endommager les vaisseaux sous-claviers, artériels et veineux. Ce malheureux sentit, dans l'instant, sa poitrine, son col, sa tête se gonfler avec assez de rapidité; il fut obligé de s'asseoir à l'ombre d'une haie pour attendre du secours. La difficulté de respirer augmenta avec l'emphysème; les yeux devinrent pochés; la tête, le col, la poitrine et tout le buste avaient déjà acquis deux fois et demie plus de volume que dans l'état sain: ce malade ne pouvait plus bouger de sa place et resta dans cette position pendant trois heures, sans avoir aucune espèce de secours.

Je fus appelé pour lui donner mes soins; je me transportai à l'instant même chez lui, et je fus frappé

de l'horrible spectacle qui s'offrit à mes regards. Il
serait difficile de rendre la sensation pénible que j'é-
prouvai au premier abord, et je n'ai vu, de ma vie,
ni dans les hôpitaux, ni dans la ville rien de si hideux,
rien de si monstrueux que cet homme.

Mon premier soin, après avoir examiné le malade
et cherché à découvrir la cause de cet énorme emphysème, fut de réduire la fracture, d'affronter le bout
des os fracturés et de les maintenir, sans quoi la
plèvre ne pouvant se refermer, la tuméfaction occasionnée par l'air aurait augmenté, bien loin de dimi-
nuer; et quoiqu'il soit assez difficile de contenir les
fractures de la clavicule, cependant je contins assez
celle-ci pour me faire espérer que le bout huméral ne
s'opposerait plus à la cicatrisation de l'ouverture de
la plèvre. J'appliquai le bandage en huit de chiffres,
soutenu par le spica. Je fis frotter, de temps en temps,
la surface de l'emphysème avec des flanelles impré-
gnées de la vapeur de Carabé, et appliquer, dans
toute son étendue, des compresses épaisses trempées
dans la décoction de fleurs de camomille, de fleurs de
sureau, animée d'eau vulnéraire très spiritueuse; le
malade fut saigné aussi souvent que ses forces pou-
vaient le supporter. Ces secours furent absolument
inefficaces, l'emphysème ne diminua point ; la respiration, déjà extrêmement gênée, le devint encore davantage par une toux qui survint et qui jeta le malade
dans un état de faiblesse et d'abattement considérable.
Enfin il allait de mal en pis et je ne vis d'autre moyen
de lui sauver la vie, que de pratiquer une incision un
peu grande au bas du col, vis-à-vis la fracture

de la clavicule. Je la proposai au malade et à ses parents; les uns et les autres s'y refusèrent obstinément, malgré mes instances et les représentations que je fis sur le danger que courait le malade en se refusant à admettre le seul moyen capable de lui sauver la vie, dont l'emploi même ne devait pas être différé.

J'avais d'autant plus de regrets de cette résolution que les forces du malade s'épuisaient journellement, que les narcotiques qu'il fallut employer pour procucurer du repos pendant la nuit et calmer la toux ne remplissaient pas mes vues, que le pouls devenait fréquent et petit, la respiration plus précipitée, et que le malade tendait à sa fin. L'emphysème avait augmenté, l'enflure avait gagné le bras, l'avant-bras et la main gauche; les paupières étaient énormes; les lèvres avaient trois pouces d'épaisseur; elles étaient renversées en dehors et le malade ne pouvait articuler que quelques mots qu'on avait peine à comprendre. Cette situation désespérée alarma tellement la famille, qu'elle fut la première à me solliciter de faire sur-le-champ l'opération proposée. En conséquence, la peau fut pincée par un aide, dans le temps que je la pinçais de l'autre côté; je fis sur cette peau une incision de trois pouces de long qui intéressait le tissu cellulaire : j'avais pris la précaution de reconnaître, à travers le gonflement, la vraie position de la veine jugulaire externe pour éviter de la comprendre dans l'incision. Cette plaie fut couverte avec un linge fin, le huit de chiffres et le spica furent remis en place et médiocrement serrés.

Je donnai à mon malade une situation convenable ;
l'appareil fut arrosé avec les défensifs vulnéraires dont
j'ai parlé plus haut. En trois ou quatre jours, la tête,
le col et la partie supérieure de la poitrine furent dé-
senflés et ramenés à l'état naturel, et, au terme de huit
jours, l'emphysème fut entièrement dissipé. Le bras
qui s'était enflé le dernier fut aussi le dernier à reve-
nir à son état primitif. Dès ce moment, la toux se dis-
sipa, les forces revinrent, le calme marcha à grands
pas, et ce malade fut radicalement guéri au terme
ordinaire.

Cette observation est bien faite pour montrer le peu de
gravité de l'emphysème sous-cutané, survenant dans
ces conditions. L'état du malade était on ne peut plus
grave, et il semble que la conduite du chirurgien soit
exempte de tout blâme, à l'abri de tout reproche. Il y
a lieu de penser, en effet, que sans son intervention le
malade eût succombé. Les téguments ont été incisés,
et l'incision intéressait le tissu cellulaire dans une
longueur de trois pouces de long, c'est-à-dire près de
dix centimètres. La plaie fut recouverte d'eau vulnéraire très spiritueuse, c'est-à-dire d'un liquide anti-
septique, et le malade guérit. La conduite à tenir dans
un cas semblable semble donc indiquée.

Dans une circonstance identique à celle qui fait
l'objet de l'observation I, il n'y aurait pas lieu d'intervenir activement, puisque l'emphysème n'était pas
énorme, et que la patiente n'en était pas incommodée ;
mais il en serait autrement si cet épanchement de gaz

prenait les proportions inquiétantes qu'il avait acquises chez le malade de Vigarous.

Dans ce dernier fait, on peut croire que l'emphysème n'était pas limité au tissu cellulaire sous-cutané ; il devait s'étendre autre part, dans les régions profondes du cou, dans le médiastin peut-être. Quoi qu'il en soit, il est bien évident que la sortie, qui fut offerte à l'air infiltré, a sauvé le blessé d'une mort certaine.

Il ressort de l'observation de Vigarous que, lorsqu'un emphysème sous-cutané devient considérable et menace les jours du malade, il est indiqué de donner issue au gaz et d'inciser la peau. On pourrait craindre l'inflammation du tissu cellulaire et la production de phlegmons, qui feraient courir au blessé un autre genre de péril ; mais aujourd'hui que la chirurgie est armée contre les germes infectieux qui viennent du dehors, ce danger n'est plus à redouter.

Dans une circonstance analogue, voici ce que nous ferions : l'emphysème occupant une grande surface, nous pratiquerions plusieurs incisions de deux centimètres de longueur environ, en choisissant de préférence les points où le tissu cellulaire est le plus lâche et où, tout à la fois, les vaisseaux sont moins abondants.

Nous choisirions, pour faire ces incisions, cet instrument merveilleux avec lequel on évite les hémorrhagies, en même temps qu'on ferme la porte aux infections septiques et parasitaires : nous voulons parler du thermo-cautère. Nous le préférerions au bistouri dans cette application, et cela d'autant mieux que l'on connaît les résultats admirables qu'il donne entre les mains d'un de nos plus savants chirurgiens.

Par surcroît de précautions, on pourrait panser chaque incision au moyen d'une plaque de toile gommée recouverte d'un gâteau de charpie phéniquée; mais ce pansement, répété sur trois ou quatre plaies, serait très incommode et pourrait gêner le malade.

Le pansement auquel nous donnerions la préférence est le plus simple et en même temps le plus propre à remplir le but visé dans l'espèce. Nous emploierions le procédé de M. le professeur Verneuil, qui consiste à appliquer sur la plaie un carré de baudruche que l'on fixe aux téguments sur trois de ses côtés, au moyen de collodion. Ce moyen, si utile pour faciliter les écoulements liquides sans permettre à l'air de pénétrer dans la plaie, nous semble tout indiqué ici. La chaleur des téguments et la sueur appliqueraient exactement la baudruche sur la peau; l'air extérieur ne pourrait passer, tandis que les gaz venant de l'intérieur s'échapperaient librement.

Obs. III. — Fracture de la clavicule. — Plaie du poumon par le fragment externe. — Emphysème sous-cutané. (Anatomic des régions de Velpeau.)

« Chez un adulte que j'ai soigné en 1829, à l'hôpital Saint-Antoine, le fragment externe avait été poussé si loin par la cause fracturante, qu'il survint un emphysème énorme de tout le tronc et que l'engourdissement et le gonflement du membre furent extrêmement longs à se dissiper, quoiqu'il m'ait été impossible de constater la moindre brisure des côtes ».

Mercier.   3

Velpeau ne dit pas ce qu'il advint du malade ; cette lacune est regrettable et laisse forcément l'observation incomplète. Cependant il dit que l'emphysème fut extrêmement long à se dissiper, ce qui semble indiquer que le malade a survécu.

Faisons remarquer une fois de plus que la blessure du poumon fut produite par le fragment externe.

Il est probable qu'il existait un certain degré de paralysie que Velpeau semble indiquer par le terme « engourdissement du membre ». Cette paralysie ou plutôt cette parésie était due au froissement du plexus brachial.

Obs. IV. — Emphysème sous-cutané, après fracture de la clavicule, produit par le fragment externe. (Huguier, Gazette des hôpitaux, 1847.)

Un homme fait une chute de vingt pieds de haut environ : il ne peut parfaitement rendre compte de la manière dont il est tombé. Toujours est-il qu'il est apporté à l'hôpital Beaujou, avec une fracture de la clavicule ; mais de plus il offre un gonflement considérable des parties molles de tout le côté gauche de la poitrine en avant et en arrière, et en appuyant la main sur la peau, en pressant un peu les téguments, on sent sous le doigt la sensation de crépitation particulièrement pathognomonique de l'emphysème sous cutané.

Comment s'est fait cet emphysème ? Evidemment, ce ne peut être que par une déchirure des deux feuillets de la plèvre et du tissu du poumon par un des fragments de la clavicule. Il n'y a pas de fracture de côte, non plus que de plaie extérieure de la peau. Ce qui rend plus certaine encore la déchirure du poumon par un fragment osseux, c'est que le lendemain de son entrée à l'hôpital, le malade a commencé à cracher du sang vermeil, semblable à celui que l'on observe dans les cas analogues à la fracture de côtes avec pénétration des fragments dans le parenchyme du poumon. »

Nous en avons fini avec les blessures du poumon compliquant les fractures de la clavicule et produites par l'un des fragments.

Si, maintenant, nous passons rapidement en revue les principaux symptômes de cet accident, nous voyons tout d'abord que la déchirure est produite par le fragments externe, ainsi que nous l'avons déjà signalé plus haut. Aussitôt après son accident, le malade devient gonflé et sent comme de la neige, quand il presse sur les points de son corps occupés par l'emphysème.

L'emphysème peut n'incommoder que fort peu le blessé, malgré l'étendue plus ou moins grande qu'il occupe (obs. I). Dans d'autres cas, au contraire (obs. II), il est fort pénible et peut menacer d'étouffer le patient. C'est dans ce dernier cas seulement qu'il convient d'intervenir.

L'hémoptysie semble être la règle dans les plaies du poumon par un fragment de la clavicule, comme à la suite des fractures de côtes (observ. II et IV) (obs. III.) Cependant, quand la plaie du poumon est étroite, l'hémoptysie peut manquer totalement (observation I) et ces cas semblent être en relation avec ceux où l'emphysème est peu considérable.

Malgré l'emphysème, la fracture se consolide, et l'emphysème disparaît lentement.

§ IV.

FRACTURE DE LA CLAVICULE, COMPLIQUÉE DE PLAIE DES VAISSEAUX. — OBSERVATIONS.

Les rapports des vaisseaux sous-claviers étant connus, une blessure par une esquille ou par l'un des fragments, dans le cas de fracture de la clavicule, n'a rien qui puisse surprendre. Ces faits sont mieux connus que les précédents. Aussi ne nous arrêteront-ils pas longtemps.

Nous ne ferons que mentionner sommairement les faits.

Obs. V (Ogle)

Laceration of the Internal Jugular vein by a portion of fractured clavicle. — Déchirure de la jugulaire interne par un fragment de la clavicule brisée.—In British medical journal, 26 juillet 1873.

Obs. VI.

Dans une leçon clinique, 1831, Dupuytren dit avoir vu deux ou trois exemples d'anévrysme à la suite de racture de la clavicule.

Obs VII (Follin).

Un grand ministre anglais, sir Robert Peel, succomba, après une chute de cheval dans laquelle il s'était fracturé la clavicule gauche ; au-dessus de cette fracture existait un gonflement aussi large que la main et qui battait avec le synchronisme des battements du cœur. On a pu supposer dans ce cas une blessure des vaisseaux artériels (déjà citée).

Obs. VIII (Jacquemier) (1).

L'auteur mentionne un cas de déchirure de la veine sous-clavière, mais il ignore le nom de chirurgien qui l'a observée.

Obs. IX. — Fracture de la clavicule avec lésion des troncs vasculaires voisins. (Thèse d'agrégation de Jacquemier, 1844. Cas du professeur Blandin, à Bicêtre).

Un prisonnier, qui avait eu la clavicule rompue à coups de bâton, eut une déchirure de l'artère sous-acromiale, qui forma un épanchement considérable simulant un anévrysme faux primitif de l'artère axillaire.

Dans la même thèse se trouve cité un cas de déchirure de la veine sous-clavière.

Il est à remarquer dans cette observation qu'il ne s'agit pas d'une blessure des vaisseaux sous-claviers, mais de l'artère sous-acromiale, ce qui est plus difficile

(1) Jacquemier. Thèse d'agrégation, 1844.

à comprendre, à moins d'admettre une fracture siégeant près de l'extrémité externe de l'os.

§ V.

LÉSIONS NERVEUSES A LA SUITE DE LA FRACTURE DE LA CLAVICULE. — OBSERVATIONS.

Obs. X (personnelle). — Fracture de la clavicule en dedans des ligaments coraco-claviculaires, avec paralysie immédiate et persistante du membre supérieur correspondant.

Le nommé Dalidec, canonnier breveté, âgé de 40 ans, se présenta à la visite le 20 novembre 1877. Je constatai immédiatement que ce matelot avait la clavicule droite fracturée. Voici dans quelles circonstances survint cet accident. Dalidec se trouvait à huit heures du matin à son poste de nettoyage. Le canon dont il était chargé et qui était une pièce de 16 centimètres, avait été rentré complètement en dedans ; de sorte qu'un homme pouvait très facilement passer entre la bouche du canon et la muraille du bateau. La mer était assez houleuse; à un moment donné, survint un mouvement de roulis plus fort, et comme on avait oublié de mettre en place les coins destinés à immobiliser le canon, celui-ci obéit à l'inclinaison du navire et notre homme eut l'épaule droite prise entre la muraille du bateau et la pièce elle-même. Il y eut perte de connaissance, et le malade nous fut conduit dans cet état. Quand la syncope eut disparu, j'examinai la clavicule fracturée. Le foyer de la fracture se trouvait à la partie moyenne de l'os.

Le fragment interne était très saillant et très pointu.
L'externe était profondément enfoncé au-dessous du
fragment interne. Il existait une large ecchymose occupant la partie antérieure de la poitrine et se répan-
dant jusque sur la face interne du bras droit ; mais ce
qui nous frappa surtout, ce fut l'inertie complète du
membre supérieur correspondant. Il y avait paralysie,
due évidemment à la déchirure des cordons nerveux
du plexus brachial par le fragment externe. Une
écharpe de Mayor fut appliquée, on mit des résolutifs
sur l'épaule, et le malade fut placé dans un cadre où
il resta un mois, c'est-à-dire jusqu'à son envoi à l'hôpital de la marine. A cette époque on put constater la
présence d'un cal assez volumineux, mais ne causant
aucune douleur. L'état général du malade était bon ;
seulement la paralysie subsistait. Je ne pus suivre ce
malade à l'hôpital où il resta six mois. D'après les
renseignements qui m'ont été fournis depuis, la paralysie aurait persisté et se serait accompagnée d'atro-
phie des muscles atteints, malgré le traitement par
l'électrisation.

Obs. XI. — Fracture de la clavicule, suivie de paralysie du membre
supérieur correspondant. (Thèse de M. Seureau, 1841.)

DEUXIÈME PARTIE

COMPLICATIONS SECONDAIRES

§ I.

FRACTURES DE LA CLAVICULE TERMINEES PAR UNE PSEUDARTHROSE.

Obs. XII. — Pseudarthrose consécutive à une fracture de la clavicule.
(Gerdy, cas cité par Jacquemier.)

D., actuellement âgé de quarante-huit ans, servait, lors de la désastreuse retraite de Moscou, dans un régiment de cuirassiers. Renversé dans une charge contre l'infanterie russe, et resté au pouvoir des ennemis, ceux-ci tâchèrent de l'assommer à coups de crosse de fusil et ne parvinrent qu'à fausser sa cuirasse en plusieurs endroits et à lui fracturer les deux clavicules. Il fut obligé de se rendre et les Russes l'emmenèrent prisonnier sans le panser. Comme il se servait beaucoup moins de son bras gauche que du droit, la fracture se consolida de ce côté ; mais à droite il n'y eut point de réunion, et le malade, à chaque mouvement un peu considérable, entendait un craquement et sentait une mobilité, indice certain que les fragments ne s'étaient pas ressoudés. Cependant, au bout de six semaines à deux mois, il put se servir de son membre avec autant de facilité qu'auparavant. Rentré en France en 1815, il fut incorporé dans une compagnie de gendarmerie et put sans difficulté remplir ses pénibles fonctions.

Un jour, faisant un effort brusque et énergique pour retenir son cheval qui s'emportait, il sentit un craquement violent dans l'épaule gauche et les fragments, qui étaient restés presque en contact, se déplacèrent. Les mouvements furent gênés pendant quelque temps et il profita de cette infirmité pour obtenir son congé. Peu à peu la mobilité se rétablit.

Obs. XIII. — Pseudarthrose consécutive à une fracture de la clavicule.

On en trouve une magnifique pièce au musée Dupuytren.

Cette pièce a été donnée par Laënnec au musée. On n'en connaît pas la provenance.

Obs. XIV. — Fausse articulation par suite de la fracture de la clavicule. (Chassaignac, Bull. Soc. anatom., 1836.)

M. Chassaignac met sous les yeux de la Société un cas de fausse articulation, par suite de fracture de la clavicule. Le fragment externe se trouve engagé au-dessous de l'interne qui offre à sa face inférieure une gouttière profonde, dans laquelle on trouve l'insertion du muscle sous-clavier. La fausse articulation a lieu par deux points distincts : le fragment interne n'y concourt que par les deux extrémités des bords de la gouttière; le fond du canal n'est réuni au fragment externe que par un tissu fibreux.

Obs. XV. — Fausse articulation de la clavicule, consécutive à une ancienne fracture. (Dubut, Bull. Soc. anatom., 1861.)

M. Dubut montre une fausse articulation de la clavicule, consécutive à une ancienne fracture. Pendant la vie, on avait remarqué que le malade avait eu, à une époque antérieure, la clavicule gauche fracturée. M. Robert, qui avait cet homme dans son service, à l'Hôtel-Dieu, l'interrogea et apprit que cet accident remontait à quinze années, que Blandin avait alors appliqué un appareil compliqué avec coussin dans l'aisselle (probablement l'appareil de Desault). Il était facile de s'apercevoir qu'il existait un chevauchement très prononcé; mais on ignorait alors qu'il y eût une fausse articulation. Le malade jouissait de la plénitude de ses mouvements dans le membre supérieur gauche; il accusait seulement un peu de faiblesse depuis l'époque de l'accident.

A l'autopsie, la clavicule fut enlevée et débarrassée des parties molles qui l'enveloppaient; ce fut alors qu'on reconnut l'existence de la fausse articulation. Le fragment externe s'était porté en arrière du fragment interne, et au lieu de se souder ensemble les deux fragments étaient restés libres.

Les surfaces en contact, devenues libres, s'étaient recouvertes d'un cartilage rudimentaire. Une espèce de capsule fibreuse les avait maintenues en rapport.

Obs. XVI (Société de chirurgie, 8 juin 1881).

M. Delens présente un malade sur lequel il a fait une résection du cal d'une fracture de la clavicule ; ce cal produisait une paralysie qui a disparu depuis l'opération.

§ II.

CALS VICIEUX A LA SUITE DES FRACTURES DE LA CLAVICULE.

Obs. XVII. — Des cals vicieux dans les fractures de la clavicule. (Thèse d'agrégation de Jacquemier.

On y trouve rapporté le cas cité par M. Earle, où la paralysie a été consécutive à la compression produite par un cal volumineux et difforme.

Obs. XVIII. — Cal difforme de la clavicule. — Résection. (Gosselin, Gazette des hôpitaux, 1863.)

Un malade, âgé de 32 ans, couché au n° 31 de la salle Saint-Louis, dans le service de M. Gosselin, à la Pitié, a été atteint, il y a trois mois, d'une fracture de la clavicule droite, pour laquelle il est entré à l'hôpital Cochin. Traité par l'écharpe de Mayor, il est resté vingt et un jours à l'hôpital, qu'il a voulu quitter, quoique sa fracture ne fût pas consolidée. Pendant quelques jours il a beaucoup souffert, et il est rentré à l'hôpital où il a séjourné quinze jours. Le repos, l'ap-

plication méthodique du bandage, ont calmé les douleurs. Dès qu'il s'est senti soulagé, le malade est sorti
de l'hôpital et a repris son métier de balayeur. Alors les
douleurs ont reparu, les mouvements du bras étaient
pénibles mais supportables. Puis une tuméfaction s'est
montrée au niveau de la fracture ; il y avait une saillie du volume du pouce, au-dessus de laquelle la peau
était enflammée. Un médecin, consulté par le malade,
lui prescrivit des cataplasmes. Malgré ce traitement
bien ou mal suivi, la peau n'a pas tardé à s'ulcérer et
l'os est sorti à travers la plaie. C'est à ce moment que
le malade entre à l'hôpital de la Pitié.

Une saillie osseuse, du volume de la pulpe de l'in-
dex, légèrement effilée sortait à travers un ulcère de
un centimètre de diamètre. L'exploration de la clavicule apprenait que le corps de cet os était, au niveau
de la fracture, d'un volume double de celui de l'os de
l'autre côté. Il y avait un chevauchement des fragments réunis par un cal épais et solide, que l'on pouvait évaluer à trois centimètres, et qui se traduisait
par un rapprochement très sensible de l'épaule droite
vers la ligne médiane.

En présence de cet état, M. Gosselin résolut de re-
trancher toute la portion de l'os qui sortait à l'extérieur et de faire cicatriser ensuite la plaie, sans cher-
cher d'ailleurs à redresser le cal difforme de la
clavicule. Les suites de l'opération furent heureuses.
Le malade guérit. La clavicule resta encore volumi-
neuse au niveau du cal. Le raccourcissement de cet
os, qui n'avait pas changé, ne compromit en rien les
fonctions du membre. La saillie de l'os ayant disparu,

le malade, au bout de quelques jours, reprit ses tra-
vaux.

§ III.

FRACTURES DE LA CLAVICULE SUIVIES DE LA RUPTURE DU CAL.

Obs. XIX (Duverney, obs. citée plus haut).

Rupture du cal dans les fractures de la clavicule
sous des influences morbifiques telles que le scorbut.

§ IV.

SUPPURATION APRÈS FRACTURE DE LA CLAVICULE.

Obs. XX. — Suppuration après fracture de la clavicule. (Curtis,
Bull. Soc. anatom., XLVII.

M. Curtis présente plusieurs fractures recueillies
sur le cadavre d'un cocher, renversé par une voiture
et mort de pneumonie, le neuvième jour après l'accident, à l'âge de 72 ans, à l'hôpital Necker, dans le
service de M. Guyon. Les os fracturés sont : la clavicule, les quatrième, cinquième et sixième côtes du
côté gauche. Une pneumonie survenue cinq jours
après l'accident a emporté le malade. Les fractures
étaient simples, sans plaie communiquant avec l'extérieur, et cependant chacune d'elles est entourée d'une
petite quantité de pus. Le foyer de fracture de la clavicule a offert, à l'autopsie, deux esquilles adhérentes;

le périoste était décollé dans une étendue de trois centimètres environ. Le poumon est à l'état d'hépatisa-
tion rouge ; la plèvre est respectée. A quelle influence
rapporter cette suppuration si rare de fractures simples ? Est-ce à un vomitif ou aux mouvements respi-
ratoires pour les côtes, aux mouvements volontaires
pour la clavicule ? Dans les trois cas présentés par
M. Verneuil à la société de chirurgie, il existait une
plaie communiquant avec l'extérieur.

Après la lecture de cette observation, M. Lucas-
Championnère a fait remarquer que les faits de ce
genre sont rares. Il a présenté cependant une fracture
semblable du fémur. Relativement à l'origine de la
suppuration, il la rapporterait à l'état général ou à
l'alcoolisme plutôt qu'à une mobilité excessive. Celle-
ci, en effet, aurait plutôt pour résultat la formation
d'une pseudarthrose. Enfin le décollement du périoste
a pu avoir quelque influence sur la formation du pus
entourant le foyer de fracture de la clavicule.

CONCLUSIONS.

Les complications des fractures de la clavicule sont rares.

Il en est de communes à toutes les fractures, et de spéciales à la fracture de la clavicule. Parmi ces dernières il faut citer : les blessures des vaisseaux sous-claviers, la blessure de l'artère sous-acromiale, les contusions et déchirures du plexus brachial, les paralysies passagères ou persistantes, la déchirure du sommet du poumon : ce sont les complications primitives.

Les complications secondaires sont : les cals vicieux, les pseudarthroses et les suppurations du cal.

La déchirure du sommet du poumon est rare. Il en existe quatre observations.

Les déchirures du poumon déterminent un emphysème sous-cutané plus ou moins considérable qui s'est constamment terminé par la guérison.

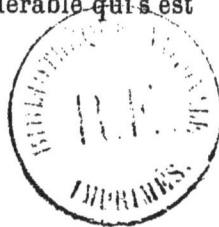

Paris. — A. PARENT, imprimeur de la Faculté de médecine, rue Monsieur-le-Prince, 31.
A. DAVY, successeur.

121

www.ingramcontent.com/pod-product-compliance
Lightning Source LLC
Chambersburg PA
CBHW070750220326
41520CB00053B/3772